YDES

(CANTAL)

SES EAUX MINÉRALES

SULFATÉES—CHLORURÉES—SODIQUES

GAZEUSÈS

DÉPURATIVES

PURGATIVES

Notice historique.

Analyses.

Action physiologique.

Indications thérapeutiques.

Mode d'administration.

Traitement-Régime.

Traitement à domicile.

&a.

CLERMONT-FERRAND

RIE TYPOGRAPHIQUE & LITHOGRAPHIQUE A. RICHET

3, PLACE DE LA TREILLE, 3

1890

YDES

SES EAUX MINÉRALES

SULFATÉES — CHLORURÉES — SODIQUES

GAZEUSES

DÉPURATIVES

PURGATIVES

NOTICE HISTORIQUE — ANALYSES

ACTION PHYSIOLOGIQUE — INDICATIONS THÉRAPEUTIQUES

MODE D'ADMINISTRATION — TRAITEMENT-RÉGIME

TRAITEMENT A DOMICILE — ETC.

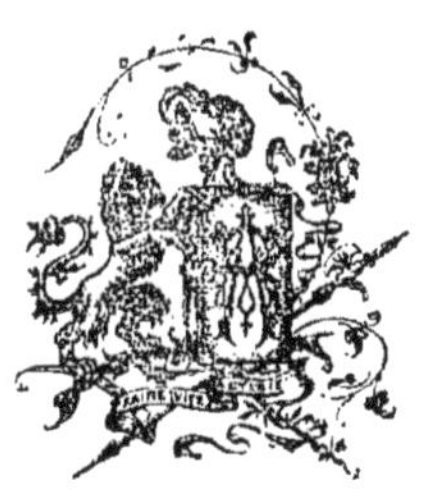

CLERMONT-FERRAND

TYPOGRAPHIE & LITHOGRAPHIE A. RICHET

3, PLACE DE LA TREILLE, 3

1890

YDES

SES EAUX MINÉRALES

SULFATÉES — CHLORURÉES — SODIQUES

GAZEUSES

DÉPURATIVES — PURGATIVES

Renseigner le Médecin
Prévenir le Malade.

La France est, assurément, un des pays du globe le plus riche en eaux minérales. Cependant, dans le remarquable groupe qu'elle possède, il manquait un type sérieux représentant la classe des eaux *sulfatées-sodiques*. Aux *eaux purgatives* d'Outre-Rhin, la France ne pouvait opposer que deux ou trois sources, ayant une minéralisation approchante, sans doute, mais presque insignifiantes par leurs effets.

Les eaux minérales d'Ydes, récemment mises à jour, vont largement combler une lacune que constataient, avec tant de regrets, nos traités d'hydrologie, et permettre au Corps médical Français de compléter l'œuvre patriotique, si vaillamment entreprise, d'affranchir notre pays du tribut qu'il a trop longtemps payé aux eaux minérales étrangères.

Le Cantal, comme le Puy-de-Dôme, possède des sources minérales aussi variées par leur température que par leur constitution chimique. Parmi elles les eaux d'Ydes, qui jaillissent dans une des régions les mieux favorisées de la Haute-Auvergne, se font remarquer par la richesse de leur minéralisation.

Le canton de Saignes, dont fait partie la commune d'Ydes, est situé aux limites du Cantal et de la Corrèze que sépare la Dordogne ; il s'étend, principalement, dans la superbe et fertile vallée de *Sumène* qu'arrose la rivière qui lui donne son nom.

Cette vallée se développe à la base nord-ouest du massif Cantalien, ayant pour horizon, au nord, le groupe des Monts-Dore ; son altitude varie entre 400 et 500 mètres, aussi jouit-elle d'un air pur et vivifiant, d'un climat doux et uniforme comparable à celui de la célèbre *Limagne*.

Son sol, riche et accidenté, offre à l'œil émerveillé du touriste les tableaux les plus divers ; de nombreux souvenirs historiques sollicitent l'attention de l'archéologue et de l'historien, et à chaque pas, le géologue et le botaniste y rencontrent d'intéressants sujets d'études.

La commune d'Ydes occupe la partie méridionale de cette vallée ; elle est traversée par la route nationale de *Clermont à Toulouse*, et par la ligne du chemin de fer d'*Eygurande* à *Largnac*, qui doit prochainement être ouverte sur Mauriac et Aurillac.

Cette commune, une des plus considérables du canton, se trouve desservie par trois gares : celle de *Saignes-Ydes*, celle de *Champagnac-les-Mines*, et celle de *Largnac*, provisoirement tête de ligne. L'exploitation si prospère des houillères de Champagnac est établie sur son territoire.

La ville industrielle de Bort, patrie de Marmontel, est à 8 kilomètres d'Ydes, et offre les ressources ordinaires des villes de province.

Les eaux minérales d'Ydes émergent dans un délicieux et frais vallon dépendant de la grande vallée de Sumène, à 800 mètres d'Ydes, près du hameau de la Jarriges.

Ce vallon, largement ouvert au midi et à l'ouest, reçoit amplement la lumière et le soleil, il est arrosé par le ruisseau de *Lagout* qui, après avoir déroulé ses capricieux méandres à travers de vertes prairies, disparait dans une gorge profonde, où de cascades en cascatelles, il va joindre son onde cristalline à celle de la Sumène sa suzeraine.

Son aspect présente un mélange pittoresque de prés, de champs et de pacages, coupés de haies, de bosquets et de rochers qui forment, tantôt de gracieux coteaux, séparés par de ravissantes clairières, tantôt d'agrestes monticules couronnés de bruyères; le tout dominé par des pics élancés qui dentellent l'horizon de leurs cimes aiguës et bizarres.

C'est au milieu de ces sites variés et parfois grandioses, dans une région si favorablement située à tous les points de vue, que vient d'être créée la station hydro-minérale d'Ydes.

Tout fait espérer que cette station, encore inconnue, acquerra rapidement la notoriété qu'elle mérite, parce que ses eaux sont trop richement minéralisées pour ne pas affirmer promptement leur haute valeur thérapeutique et justifier, par leurs effets, la confiance dont les honoreront les médecins et les malades.

Les sources d'Ydes coulent actuellement dans un bâtiment disposé de manière à recevoir, au fur et à mesure des besoins, tous les développements désirables.

Il n'existe pas encore de service balnéaire à la station d'Ydes; les eaux minérales y sont administrées en boisson seulement.

Les accès de la station, déjà faciles, seront encore prochainement améliorés. En attendant que des hôtels soient édifiés auprès des sources, — ce qui viendra en son temps, — les malades trouveront à s'installer d'une manière fort convenable dans les localités voisines: à *Ydes*, à *Saignes*, à la *gare de Saignes-Ydes*, à *Sauvat*, etc.; qui possèdent toutes plusieurs hôtels dont quelques-uns même sont relativement confortables.

Ces localités, ainsi que la station minérale, sont desservies par la gare de *Saignes-Ydes*.

La ligne d'*Eygurande-Largnac* correspond à *Eygurande*, avec celle de *Paris-Orléans* par *Montluçon*, et avec celle de *Clermont-Tulle-Limoges*. Lorsque la ligne sera ouverte sur Mauriac et Aurillac (en 1891), on correspondra à *Aurillac* avec tout le *réseau du Midi*, par la ligne de *Capdenac à Arvant*.

A Saignes et à Bort, les malades trouveront des médecins, aussi habiles que compétents, pour la direction de leur traitement à la station.

Les eaux minérales d'Ydes, comme presque toutes les eaux minérales de la Gaule, furent en usage durant la période Gallo-Romaine. Elles devaient même, alors, jouir d'une certaine renommée, ainsi que semblent l'attester les substructions et les vestiges des riches installations découverts auprès des sources. On voit encore les ruines d'un vaste établissement thermal élevé entre Ydes et la station, et on trouve non loin de là, à Vic, les substructions considérables de l'ancien *vicus* gallo-romain, etc.

Une colonne milliaire, trouvée près d'Ydes et conservée à la station, porte l'inscription suivante :

IMP. C. M. C. L. POS
TVMO. P. F. IV. AVG.
P. M. TR. P. C. III. P. P.
C. AR. L XXXV.

IMPerator. Cœsar. Marcus. Cassianus. Latinius.
POSTVMus. Pius. Felice. InVictus. AVGustus.
Pontifex Maximus. Tribunitiæ Potestates. Consulo III.
Pater Patriæ.
Civitates ARvernorum. Leguas XXXV.

Outre l'intérêt historique que présente cette inscription, elle indique clairement que, sous le 3e consulat de l'empereur Postume, c'est-à-dire de 260 à 264, une grande voie publique, *via publica*, traversait la région. Cette voie reliait la cité des Arvernes « *Clermont-Ferrand* », à celle des Ruthènes « *Rodez* », et à celle des Cadurkes « *Cahors* » : elle passait à Ydes, à 80 mètres des sources minérales ; — c'est l'antique voie romaine qui relie encore la station à Ydes. — De là elle se dirigeait sur Mauriac par Marlat, Méallet (le *Mélitense* de Grégoire de Tours), Romananges et les plaines du Vigean *(Bijo)* où l'on a reconnu divers tronçons de cette voie.

La station minérale d'Ydes était donc assez fréquentée, durant la domination romaine, pour mériter l'honneur d'être desservie par une grande voie publique.

A quelle époque furent abandonnées les sources d'Ydes et

anéantis les thermes et les installations somptueuses dont on retrouve chaque jour les traces ?

L'histoire n'a transmis aucun renseignement à cet égard. On sait, par une lettre de Sidoine Apollinaire à son ami Aper, (vᵉ siècle), que les eaux minérales étaient encore fréquentées, à cette époque, par les grands personnages. De cette indication on peut déduire que ce fut à la suite des invasions qui précipitèrent et suivirent la chute de l'Empire Romain, ou plutôt, lorsque Thierry vint réprimer et punir si violemment la révolte des Arvernes (530) et assiéger le *Castrum Meroliacum* (Chastel-Merlhac) qui domine et commande la vallée de Sumène, que furent dévastées et ruinées les riches installations qui couvraient la contrée, ainsi que la station d'Ydes.

Cette appréciation s'accorde parfaitement, du reste, avec ce que les historiens nous ont fait connaître des terribles excès commis en Auvergne par les soldats de Thierry, auxquels celui-ci aurait dit : « Suivez-moi et je vous conduirai dans un « pays où vous trouverez de l'or et de l'argent autant que « vous en pouvez désirer, d'où vous enlèverez des troupeaux, « des esclaves et des vêtements en abondance. » Et ils se répandirent sur l'Auvergne, « pillant, brûlant, mettant au niveau « du sol les villes, les églises, les monuments, *ne laissant derrière eux que la terre qu'ils ne pouvaient emporter* » (Grégoire de Tours).

C'est sous ces dévastations et ces ruines, dont le pays ne s'est jamais relevé, que furent ensevelies les eaux minérales d'Ydes, et le désastre fut si complet, que la tradition même n'en a plus transmis aucun souvenir.

C'est à la suite d'une étude géologique de la contrée, que le Propriétaire actuel des sources reconnut l'existence de ces eaux minérales si longtemps oubliées.

Les fouilles pratiquées pour en rechercher les griffons, firent découvrir un puits carré, ayant 2 mètres de côté, dont le revêtement, en partie éboulé, était fait de madriers de chêne maintenus par un système de pieds droits assemblés d'une manière fort habile.

La nature et la disposition des matériaux qui remplissaient ce puits, ainsi que les débris trouvés sur ses bords, indiquaient, d'une manière non équivoque, qu'il avait été comblé volontairement, mais après avoir été, *préalablement*, exploré et débarrassé des offrandes et *ex-voto* que les malades ne manquaient jamais de déposer aux sources d'eaux minérales, en reconnaissance des bienfaits obtenus, ou pour se rendre plus favorables les dieux ou les nymphes de ces sources bienfaisantes. On trouva néanmoins, parmi les déblais, des fragments de poteries et autres menus débris de l'époque gallo-romaine, des *noisettes*, un *verticillus* en terre cuite et, notamment, un *joug d'attelage* pour bœufs, d'une forme remarquable et qui contraste, par sa légèreté, axec ceux actuellement en usage dans la contrée. (1)

Ce puits est creusé d'abord à travers une couche de sable et de débris des roches environnantes, fortement agglomérés, et ensuite dans la roche de fond : micaschiste et petits filons de quartz contenant quelques cristaux de fer sulfuré.

Les déblais terminés, on se trouva en présence de deux émissions d'eaux minérales distinctes et ayant une constituiion minérale un peu différente.

Ces deux émissions, soigneusement isolées et captées, l'une à 6 mètres l'autre à 7 mètres de profondeur, jaillissent aujourd'hui, fraîches et limpides, sous les noms de **SOURCE SAINT-GEORGES** et de **SOURCE SAINT-MARTIN** dans le bâtiment spécialement disposé pour les recevoir (2).

Ces eaux ont une température constante de + 10° C. et émergent avec un dégagement abondant de gaz acide carbonique.

L'altitude de l'établissement où elles coulent est à 415 mètres au-dessus du niveau de la mer.

---

(1). Aux abords des sources, on a trouvé, depuis, des fragments de briques à rebords, des silex taillés et une hâche polie en quartzite. On ne peut douter que les travaux qui seront exécutés dans l'avenir, mettront à découvert d'autres vestiges de cette antique station.

(2) Les noms de Saint-Georges et de Saint-Martin ont été donnés aux sources minérales d'Ydes, d'après une de ces charmantes légendes, si nombreuses dans la contrée, qui attribuent à ces deux Saints des exploits merveilleux accomplis tout auprès des sources ; légende qui, au fond, est une naïve mais ingénieuse explication des formes curieuses de deux blocs de basalte connus sous les noms de *pierre de Saint-Georges* et *pierre de Saint-Martin*, qui ont été recueillis à la station.

ANALYSES

Les eaux d'Ydes ont été analysées à l'École des Mines de Paris, sous la direction de M. A. Carnot. — Suivant le bulletin délivré à la date du 29 avril 1889, n° 10494, les analyses ont donné les résultats suivants, pour un litre d'eau minérale.

Source Saint-Georges.

COMPOSITION ÉLÉMENTAIRE :		COMPOSITION CALCULÉE :	
Acide carbonique libre. .	0gr4420	Acide carbonique libre. .	0gr4420
— — bicarbonates.	1.1180	Silice.	0.0380
Acide arsénique.	0.0008	Bicarbonate de chaux. . .	0.3120
Acide chlorhydrique. . .	2.3000	— de magnésie. .	0.8640
Acide sulfurique.	2.1830	— de protoxyde de fer	0.0051
Silice.	0.0380	— de soude. .	0.5650
Protoxyde de fer.	0.0023	*Sulfate de soude anhydre*.	3.8740
Chaux.	0.1210	Arséniate de soude. . . .	0.0013
Magnésie.	0.2700	*Chlorure de sodium*. . .	3.3510
Potasse.	0.2690	— de potassium. .	0.4270
Soude.	3.6990	— de lithium.	trac. sensib.
Lithine.	traces sensibles.	Matières organiques. . .	traces.
Matières organiques. . .	traces.		
Total.	10gr4431	Total. . . .	9gr8784

Source Saint-Martin.

COMPOSITION ÉLÉMENTAIRE :		COMPOSITION CALCULÉE :	
Acide carbonique libre. .	0gr2650	Acide carbonique libre. .	0gr2650
— — bicarbonates.	2.2260	Silice	0.0500
Acide arsénique.	0 0010	Bicarbonate de chaux. .	1.5220
Acide chlorhydrique. . .	5.1100	— de magnésie . .	1.4350
Acide sulfurique.	4.2330	— de protoxyde de fer	0.0051
Silice.	0.0500	— de soude. . .	0.5210
Protoxyde de fer	0.0023	*Sulfate de soude anhydre*[1]	7.5120
Chaux	0.5920	Arséniate de soude . . .	0.0018
Magnésie.	0.4480	*Chlorure de sodium* . . .	7.3830
Potasse.	0.6500	— de potassium. .	1.0300
Soude	7.4060	— de lithium.	trac. sensib.
Lithine.	traces sensib.	Matières organiques. . .	traces.
Matières organiques. .	traces.		
Total.	20gr9833	Total.	19gr7249

[1] Ou 17 grammes 417, sulfate de soude cristallisé.

Comme on le voit par ces analyses, les eaux d'Ydes possèdent une composition extrêmement riche en principes minéralisateurs dont nos sources françaises sont dépourvues. Les deux éléments qui, par leur abondance, caractérisent cette minéralisation, sont : le **sulfate de soude** et le **chlorure de sodium.** En proportions à peu près égales, ces deux éléments forment une des combinaisons les plus heureuses de la médication saline et aucune eau minérale, connue, ne les présente dans un état de concentration et d'association aussi parfait.

Quelques autres sels viennent rehausser encore l'action dépurative et laxative des premiers, ce sont : les *bicarbonates de soude, de magnésie, de fer* et *de chaux : l'arséniate de soude ;* le *chlorure de potassium* et, enfin, le *chlorure de Lithium* (1).

Contrairement à la plupart des eaux laxatives fortes, les eaux d'Ydes sont très chargées d'*acide carbonique*, ce qui en rend l'usage agréable et les fait supporter par les estomacs les plus capricieux.

La basse température et la saturation d'acide carbonique de ces eaux permettent de les transporter au loin sans qu'elles subissent la moindre altération.

—

Considérées au point de vue de leur constitution et de leur richesse minérale, les eaux d'Ydes peuvent être comparées aux eaux *sulfatées-sodiques* ou *chlorurées-sodiques* les plus célèbres.

Dans la classe des **sulfatées-sodiques,** elles sont plus riches que les eaux de *Karlsbad*, *Franzensbad* et *Mariembad;* classe qui, en France, ne comprenait que des sources faiblement minéralisées, comme celles de *Miers*, *Evaux* et *Plombières.*

Dans la classe des **chlorurées-sodiques,** elles peuvent rivaliser avec celles de *Nauhein*, *Hombourg*, *Soden*, *Kreuzenach*,

(1) Les analyses qui précèdent n'indiquent la présence du ***chlorure de Lithium*** dans les eaux d'Ydes qu'à l'état de ***traces sensibles*** parce que ce sel n'a pas été dosé, mais il résulte d'un examen ultérieur qu'il y existe en notable quantité.

Kissengen, etc. — En France nous ne possèdons que des eaux de salines : *Salies*, *Salin*, etc., qui ne peuvent être bues ; ou des eaux chlorurées thermales comme : *Balaruc*, *Bourbonne-les-Bains*, *St-Nectaire*, *La Motte*, *La Bourboule*, *Châtelguyon*, etc., qui sont loin d'avoir une minéralisation comparable à celle des eaux d'Ydes.

Leur composition correspond aussi à celle des ***Eaux minérales purgatives*** proprement dites. La quantité de sels purgatifs que contient l'eau de la source *Saint-Martin* (sulfate de soude anhydre et chlorures, ensemble 16 grammes). représente *25 grammes 50 de sulfate de soude cristallisé*, et en fait un purgatif assez énergique pour être employé avec autant de succès que les eaux de *Sedlitz*, *Pullna*, *Hunyadi-Janos* et autres eaux purgatives étrangères dont la France est tributaire.

Mais le tableau suivant fera ressortir, plus clairement encore, la richesse comparative des eaux minérales d'Ydes. Ce tableau, dressé d'après les publications les plus récentes, donne les noms des auteurs de chaque analyse, et permet ainsi au lecteur d'en vérifier l'exactitude.

TABLEAU COMPARATIF

DES EAUX MINÉRALES D'YDES

Avec les principales eaux Sulfatées-Sodiques, Chlorurées-Sodiques et les eaux dites Purgatives.

NOMS DES SOURCES	SULFATES de soude ou de magnésie.	CHLORURES de sodium potassium magnési.	TOTAL des principes fixes	GAZ acide carbonique.	TEMPÉRATURE centigr.	AUTEURS DES ANALYSES
YDES, source St-Georges	3.8740	3.7780	9.4374	1.5600	10°	A. Carnot.
YDES, source St-Martin.	7.5120	8.4930	19.4599	2.4910	10°	A. Carnot.
EAUX SULFATÉES SODIQUES						
Karlsbad (Sprundel). .	2.5871	1.0385	5.4592	0.7880	73°	Berzélius.
Franzensbad (Franz). .	2.8500	0.9300	5.0200	»	8°5	Berzélius.
Mariembad (Kreuz). . .	4.8214	1.4539	8.6530	1.8305	12°	Kerstern.
Miers (Lot).	2.6750	0.7700	5.3800	»	froide.	Boulley et Henri.
Plombières.	0.0927	0.0092	0.2578	0.0126	71°	Jutier et Lefort.
Evaux (Creuse).	0.7220	0.1734	1.3552	»	55°	O. Henry.
EAUX CHLORURÉES SODIQUES						
Kreuzenach [Elize]. . .	»	10.0764	12.1819	»	30°	Liebig.
Kissengen (Rakoczy]. .	0.5869	6.6129	8.7349	1.6321	11°	Liebig.
Uriage — sulfureuse. . .	2.2550	7.2360	11.1290	»	22°	V. Gardy.
Balaruc.	»	7.9410	10.1687	0.0984	47°	Béchamp.
La Bourboule.	0.2084	3.0349	6.4479	0.0518	60°	J. Lefort.
St-Nectaire, Sce Mandon.	0.1788	2.4148	6.0500	1.5308	35°	J. Lefort.
La Motte Sce du Puits. .	0.8900	4.0000	7.4400	»		Henry.
Châtelguyon.	»	3.2652	6.8124	1.2188	32°	A. Carnot.
EAUX PURGATIVES						
Friedrichshall.	10.6661	12.8056	25.3766	0.0039	10°	Bauer.
Hunyadi Janos.	32.0155	1.3050	35.0548	0.1330	variable	Liebig.
Sedlitz.	32.5500	»	33.5760	0.5226	15°	Bouillon Lagrange.
Pullna.	28.9060	2.6000	32.9360	»	8°	E. Schwartz.
Montmirail [Sce Verte]. .	14.3700	0.8300	17.3000	Néant.	froide.	O. Henry.

ACTION PHYSIOLOGIQUE

On l'a déjà dit, malgré leur forte minéralisation, les eaux d'Ydes ne sont pas désagréables à boire : la saveur *acidule*, que leur imprime le gaz acide carbonique, modère et domine celle des sels ; aussi ces eaux sont ingérées sans répugnance et ne laissent dans la bouche qu'une sensation de fraîcheur et un arrière-goût légèrement salé ou amer *qui ne persiste pas*.

Essentiellement digestibles, ces eaux sont tolérées par les estomacs les plus délicats. Il n'est pas d'exemple qu'elles aient produit d'indigestion.

D'une manière générale, les eaux d'Ydes exercent une action marquée sur tout l'*appareil digestif* : l'estomac, les intestins, les reins, la vessie et le foie.

L'action physiologique des eaux d'Ydes *diffère suivant la proportion à laquelle elles sont administrées*.

Prises à *petites doses*, elles sont éminemment apéritives et digestives : elles détergent et excitent les muqueuses buccales et les glandes salivaires, éveillent l'appétit, facilitent et activent les fonctions de l'estomac.

Par leur action consécutive sur les phénomènes de l'assimilation et de la déassimilation, elles modifient et réforment les désordres de la nutrition : éliminent de l'organisme les éléments morbides, *dépurent* et *enrichissent* le sang, répriment les accidents nerveux, relèvent les forces musculaires et donnent du ton à toute l'économie.

A *doses plus élevées* : l'excitation des muqueuses gastriques et intestinales s'accentue, le fonctionnement de l'appareil digestif est accéléré, des effets *laxatifs* surviennent. Sous cette influence, il se produit une dérivation marquée de la circulation sanguine, principalement dans la région abdominale, où elle est activée.

Leur action se fait également sentir sur les *reins*, dont elles augmentent les sécrétions, et débarrassent ainsi la vessie des sables qui l'encombrent.

Elles ont une action de même nature sur le foie : elles facilitent le cours de la bile et procèdent à l'élimination des calculs biliaires.

Enfin, à *doses plus fortes* et *rapprochées*, elles agissent comme *purgatives*. Cette action est plus ou moins énergique selon la dose administrée et l'état de sensibilité du sujet; mais elle se produit, toujours, sans coliques et sans troubles consécutifs: constipation, malaises et dégouts, comme dans l'emploi des purgatifs concentrés, drastiques ou autres.

La sécrétion urinaire subit alors une diminution, en rapport avec l'augmentation des évacuations alvines.

Il y a lieu de faire remarquer qu'il arrive à certaines personnes prenant les eaux d'Ydes *pour la première fois*, de pouvoir boire 2 et 3 verres d'eau de la source *Saint-Martin*, sans qu'il se produise un effet purgatif immédiat; mais il est rare que ces mêmes personnes, en en reprenant le lendemain une dose égale et même moindre, n'obtiennent pas aussitôt l'effet purgatif demandé. A partir de ce moment, l'action purgative se manifeste d'une manière régulière par l'emploi de doses de plus en plus réduites; si bien que les personnes les plus réfractaires, une fois impressionnées, si l'on peut se servir de cette expression, se trouvent purgées, ensuite, à l'aide d'un simple verre d'eau de Saint-Martin, pris le matin à jeûn.

INDICATIONS THÉRAPEUTIQUES

Au point de vue thérapeutique, les eaux minérales d'Ydes présentent cet avantage notable d'offrir une association parfaite d'éléments concourant au même but et dont l'action peut être *facilement activée ou modérée.*

Si le sulfate de soude et les chlorures alcalins, qui entrent dans sa composition, exercent une action stimulante sur les glandes intestinales, lorsqu'elles sont administrées à assez *forte dose* et les rendent purgatives, il en est autrement lorsque ces eaux sont prises à *petites doses* : le sulfate de soude, le chlorure de sodium et les autres éléments constitutifs, conservent, alors, chacun leur action.

Sans doute, l'eau est par elle-même un médicament, mais, en dehors de l'action thermale, lorsqu'on administre une eau minérale comme médicament, ce n'est pas l'action propre de l'eau que l'on a en vue, c'est celle des éléments chimiques qu'elle contient. — S'il y a nécessité, quelquefois, à administrer un sel en dilution étendue, cela n'a lieu qu'en raison de l'énergie excessive de son action, mais, en aucun cas, cette dilution ne doit nécessiter l'ingestion d'une quantité de liquide capable de charger l'estomac et d'amener sa dilatation, comme cela arrive parfois avec des eaux faiblement minéralisées.

Sous ce rapport, les eaux d'Ydes offrent l'avantage de produire, à la dose *d'un verre*, autant d'effet que produit *un litre* de ces eaux faiblement minéralisées. Dans ces conditions le médecin peut modérer ou activer leur action thérapeutique de la manière la plus facile et la plus efficace.

LYMPHATISME — SCROFULE

La première et la plus formelle indication des eaux minérales d'Ydes, est celle du traitement des affections diverses qui ont pour origine le *lymphatisme* ou la *diathèse scrofuleuse.* C'est en guérissant ces affections que ces sources, après être restées ensevelies pendant des siècles, ont su *reconquérir* leur antique réputation.

Et, en effet, s'il est des eaux minérales que l'on puisse signaler comme *spécifiques* du lymphatisme ou de la scrofule, ce sont les eaux d'Ydes dont la constitution minérale comprend, à doses parfaitement pondérées, les meilleurs éléments de la thérapeutique dépurative, aussi, méritent elles le premier rang soit pour le traitement préventif de ces états diathésiques, soit pour le traitement curatif des affections qui en dérivent.

Leur action *tonique-dépurative* constitue le traitement préventif le plus rationnel du lymphatisme, et il est assez énergique pour modifier cet état constitutionnel avant le développement des manifestations diathésiques.

Leur richesse en chlorure de sodium leur imprime une action *tonique et reconstituante* qui répond, de la manière la plus formelle, au traitement des affections scrofuleuses confirmées et profondes (1). Aussi, qu'il s'agisse d'engorgements ganglionnaires ou des tissus cellulaires, d'affections cutanées, d'altération des muqueuses ou des os, toutes les fois qu'il y aura élimination et résolution à provoquer, reconstitution à opérer, état des forces à relever, les eaux d'Ydes offriront une médication active et d'une efficacité certaine.

Les succès déjà obtenus, par l'usage de ces eaux, dans le traitement du lymphatisme et des manifestations scrofuleuses, les font considérer, à juste titre, comme un *dépuratif naturel parfait*, facile à administrer et préférable aux huiles de foie de morue, tisanes et autres préparations, dont l'action est plus ou moins controversée ou douteuse.

---

(1) Dans la séance de la Société de Dermatologie du 11 avril 1890, le professeur Hardy, dont l'autorité est si grande en fait de scrofule, a affirmé que le chlorure de sodium, pris à l'intérieur, avait, contre les manifestations de cette diathèse, une telle valeur qu'il ne pouvait la comparer qu'à celle de l'iodure de potassium dans les accidents secondaires de la syphilis, et qu'il regardait le *sel marin* comme la base du traitement rationnel de la scrofule, car nul autre agent ne lui avait donné d'aussi remarquables effets dans cette diathèse et dans ses diverses manifestations.

LA PHTHISIE

Les eaux minérales sont-elles impuissantes contre la phthisie, et que peut l'action des eaux d'Ydes contre la tuberculose?

La thérapeutique a si peu de prise sur cette cruelle maladie, que le médecin ne doit négliger aucun des moyens qui peuvent lui venir en aide, pour combattre cette affection à son début ou atténuer, plus tard, les ravages de son développement.

Lorsque la phthisie est manifestement liée à une constitution strumeuse, les eaux *chlorurées arsénicales* d'Ydes peuvent rendre les meilleurs services au début de l'affection et être même utiles aux périodes plus avancées de son évolution.

Si la consomption des tuberculeux n'est, en effet, selon plusieurs auteurs, que la conséquence d'une altération de la nutrition, et si le ralentissement de cette nutrition est considéré comme une des causes les plus fréquentes du développement de cette diathèse, on doit s'attacher à réprimer chez le phtisique la déchéance de la nutrition.

Par leur constitution chimique, par leur action physiologique les eaux d'Ydes sont naturellement indiquées pour réprimer les désordres de la nutrition et faciliter la réparation de l'économie par la suralimentation.

« Elle me donne faim, cette eau, » disait à son médecin un malheureux phthisique scrofuleux, tombé dans un état de faiblesse extrême, à qui l'eau de la source *Saint-Georges* avait été ordonnée en désespoir de cause. « Mangez suivant votre faim, » lui conseillait le docteur. Aussi, quoique le malade n'eût pas une nourriture bien substantielle, sans autre traitement que l'usage de cette eau en boisson, ses forces furent promptement remontées et, aujourd'hui, il lutte si bien contre le mal, qu'il a pu reprendre et continuer son dur travail de cultivateur!

Comme agent *prophylactique* et même *curatif* de la tuberculose, les eaux d'Ydes méritent une sérieuse considération. Ne représentent-elles pas, d'ailleurs, la synthèse des sels les plus vantés contre cette affection, puisqu'elles sont sulfatées-chlorurées-sodiques, ferrugineuses et arsénicales ?

ANÉMIE — CHLOROSE

TROUBLES FONCTIONNELS QUI EN DÉRIVENT

L'anémie provoque des états morbides qui ne sont pas la maladie elle-même, mais bien les symptômes de cet état d'appauvrissement du sang.

Telle est la *chlorose*, plus ou moins liée à une constitution lymphatique ou strumeuse, avec son cortège de troubles de la menstruation (amenhorée, dysmenhorée), d'accidents nerveux (névralgies, manifestations hystériques), etc.

Telle est l'*anémie* proprement dite, consécutive à des hémorragies, à des fièvres continues, à des maladies chroniques ou aiguës, ayant entraîné un épuisement général. Cette anémie, souvent déterminée par une alimentation insuffisante, par des privations, par des excès de fatigue et de travail, ou, au contraire, par un défaut d'exercice et la privation du grand air, s'accompagne d'une série de symptômes tels que : céphalgies, vertiges, migraines, dyspepsies, gastralgies, étouffements, etc., qui constituent autant de maladies différentes, mais qui sont toutes tributaires du même traitement.

En ranimant l'appétit et en excitant les fonctions digestives, les eaux minérales d'Ydes augmentent l'alimentation, facilitent et régularisent les phénomènes de l'assimiliation ; toute l'économie s'en ressent bientôt : le sang s'enrichit, les forces se relèvent et les troubles nerveux et fonctionnels disparaissent.

Tous les auteurs ont insisté sur le rôle important que joue le *fer* dans la réparation du sang ; mais on sait que, dans bien des cas, ce précieux médicament ne procure pas, en nature ou sous la forme de diverses préparations officinales, tous les avantages attendus de son usage. Les eaux d'Ydes offrent à l'anémique le fer uni à ses meilleurs adjuvants. *Toniques* par leur fer et leur arsenic, elles se trouvent *laxatives* par leur sulfate de soude et leurs chlorures alcalins. Elles enrichissent le sang en combattant l'atonie des voies digestives et la constipation, inséparables de l'anémie. C'est ainsi qu'elles développent, chez les chlorotiques, cette suralimentation *nécessaire* et si difficile à obtenir chez des sujets où l'inappétence est entretenue par la paresse intestinale.

C'est certainement à cette heureuse action que doivent être attribués les succès obtenus, par l'usage des eaux d'Ydes, dans le traitement de l'anémie, de la chlorose et des affections qui en dérivent.

AFFECTIONS NERVEUSES

Dans les troubles de l'organisme, tout s'enchaîne : c'est ainsi qu'entre l'anémie, la chlorose et les affections nerveuses il y a une corrélation intime. « *Sanguis moderator nervorum,* » disaient les anciens, et, suivant l'expression pittoresque d'un spirituel médecin, « lorsque ce modérateur est altéré, tout se détraque dans l'organisme : *c'est la pendule dont le grand ressort est cassé.* »

En enrichissant le sang et en favorisant l'assimiliation, les eaux d'Ydes ont leur place marquée dans le traitement si difficile des affections nerveuses qui dépendent si souvent de l'anémie. Sous leur action, ces troubles nerveux de l'intelligence, du mouvement, et de la sensibilité organique, depuis l'insomnie, la gastralgie, les névralgies, jusqu'à l'hystérie et l'hypocondrie, trouvent promptement le calme et souvent la guérison.

Du reste, n'est-ce pas à cette action propre aux eaux sulfatées que *Mariembad* doit sa grande renommée dans le traitement des malades qui ont le système nerveux pathologiquement surexcité, tels que les hystériques, les hypocondriaques et les maniaques ? Les eaux d'Ydes ne sauraient le céder en efficacité aux eaux de Mariembad auxquelles elles sont supérieures à plusieurs titres.

LA GOUTTE

Il est peu d'eaux minérales dont on ne vante l'efficacité contre la goutte. Cette prétention est-elle toujours justifiée? En tous cas le nombre des goutteux que l'on abuse par de pompeux prospectus est plus grand qu'on le suppose.

Les eaux minérales sont, cependant, le meilleur agent capable d'apporter une atténuation efficace aux manifestations goutteuses ; mais l'on compte peu d'eaux minérales qui aient conservé une réputation sérieuse dans le traitement de cette affection, et on peut dire qu'il n'y en a que *trois* qui aient maintenu leur juste célébrité, ce sont : les eaux de ***Karlsbad***, *sulfatées-sodiques ;* celles de ***Wiesbaden***, *chlorurées-sodiques ;* et celles de ***Vichy***, *bicarbonatées-sodiques :* toutes trois de *classes différentes*, comme on le voit, mais ayant une minéralisation *fortement sodique* pour base.

Ce n'est certes pas sur leur thermalité que compte le praticien dans l'administration de ces trois *grandes guérisseuses de la goutte*, puisque le bain est très rarement ordonné. C'est donc sur l'action des éléments constitutifs de leur minéralisation qu'est fondé tout le traitement de cette diathèse.

Il suffit, alors, de faire remarquer que les eaux minérales d'Ydes contiennent à *doses équivalentes tous les éléments minéralisateurs* des eaux de Karlsbad, Wiesbaden et Vichy, pour les signaler comme aussi efficaces dans le traitement de la goutte que ces eaux si justement célèbres.

Les eaux d'Ydes seront surtout prescrites dans le traitement de la goutte invétérée, atonique, accompagnée de dépression de l'organisme et d'un état cachetique plus ou moins prononcé. Leur action *tonique reconstituante* les fera préférer, alors, à l'usage des eaux bicarbonatées fortes, dont l'action débilitante est parfois funeste aux malades.

GRAVELLE URIQUE

Les eaux minérales d'Ydes ayant une minéralisation en rapport avec les eaux réputées les plus efficaces dans le traitement de la gravelle urique et des coliques néphrétiques, se trouvent naturellement indiquées dans le traitement de la lithiase rénale, comme elles le sont dans celle des produits hétérogènes qu'entraine dans l'économie la diathèse goutteuse.

MALADIES DU FOIE

La richesse des eaux minérales d'Ydes en sulfate de soude et en chlorures alcalins, leur propriété laxative à faible dose, les indiquent d'une manière particulière dans les *engorgements du foie*, les *coliques hépatiques*, les *calculs biliaires* et, notamment, dans les *sécrétions biliaires excessives* dues aux influences des pays chauds, qu'elles soient accompagnées ou non d'ictère.

Sans contredit, les eaux d'Ydes peuvent être comparées, avantageusement, aux eaux de *Karlsbad* et autres sources renommées contre les maladies du foie. Elles leur sont supérieures comme teneur minérale, elles ne peuvent leur être inférieures comme efficacité.

AFFECTIONS DES VOIES DIGESTIVES

Les qualités éminemment apéritives et digestives des eaux d'Ydes les recommandent d'une manière toute spéciale dans le traitement des affections de l'appareil digestif.

Souveraines pour éveiller l'appétit et faciliter la digestion, leur action laxative et excitante de la muqueuse intestinale rétablit promptement les fonctions normales des voies digestives; aussi les *dyspepsies stomachales* ou *intestinales*, les *gastralgies* et *autres troubles de la digestion* sont rapidement et heureusement modifiés par l'usage des eaux d'Ydes.

Les *constipations opiniâtres*, qui sont dues soit à la diminution des secrétions intestinales, soit à l'atonie des fibres musculaires de l'intestin, sont toujours facilement vaincues par ces eaux laxatives, dont l'usage peut être continué sans fatigue et sans danger; avantage que n'offrent point la plupart des remèdes préconisés contre la constipation, dont l'usage ne peut être prolongé sans inconvénients plus ou moins graves.

C'est à ce propos qu'il convient de dire que les eaux d'Ydes *purgent toujours sans affaiblir le malade*, grâce aux principes reconstituants qu'elles renferment, et qu'elles tonifient, au contraire, l'économie en facilitant une élaboration plus convenable des aliments. C'est ainsi, du reste, qu'elles amènent, dans certains cas rebelles à toute autre thérapeutique, des cures parfois étonnantes.

L'OBÉSITÉ

L'obésité est considérée comme le résultat d'un trouble spécial de la nutrition qui favorise un développement anormal du tissu adipeux.

Les eaux sulfatées-sodiques, comme celles de Mariembad, de Hambourg, par exemple, jouissent d'une réputation des mieux accréditées contre l'obésité.

Si l'obésité fait le désespoir de la femme coquette, cette affection présente, chez ceux qui en sont atteints, de plus grands dangers, car elle peut donner naissance à des maladies graves et fort difficiles à combattre.

Les eaux d'Ydes jouissent de la faveur originale, mais rien moins que paradoxale, de *développer* ou *diminuer* l'embonpoint, suivant leur mode d'emploi et selon le tempérament du sujet.

Une personne *maigre*, *irritable*, *bilieuse*, ayant ordinairement des *digestions pénibles* et de la *constipation*, *digèrera mieux* et prendra de l'*embonpoint*, si elle fait usage des eaux d'Ydes à *dose laxative*.

Au contraire, la personne *lymphatique*, *obèse*, sous l'influence de ces mêmes eaux prises à *dose légèrement purgative*, *perdra son embonpoint*, *maigrira même*, et cela sans éprouver l'affaiblissement qui suit l'usage des purgatifs répétés au sulfate de soude ou de magnésie.

Les eaux d'Ydes, en effet, en exerçant une action *modificatrice* de la nutrition, *réduisent la formation adipeuse*, facilitent l'élimination des détritus organiques et, en excitant les fonctions assimilatrices des glandes intestinales, relèvent les forces musculaires de l'obèse. Aussi l'usage de ces eaux, *joint à un régime alimentaire fixé par le médecin*, ont rendu et rendront chaque jour de précieux services aux malheureux *obèses*, dont la *dégénérescence graisseuse* peut envahir des viscères aussi importants que *le foie ou le cœur*, etc.

AFFECTIONS DIVERSES

L'action *tonique-dépurative* ou *laxative* et même *purgative* des eaux d'Ydes, indique leur efficacité dans plusieurs autres affections qu'il suffira de mentionner.

Les *migraines* et les *névralgies faciales*, non symptômatiques, tenant à une altération des fonctions digestives, cessent promptement sous l'action laxative des eaux d'Ydes.

Il n'est aucune eau minérale qui soit mieux indiquée que celles d'Ydes, contre les accidents, les malaises, les fatigues qui précèdent ou suivent la *ménopause;* il n'est pas de traitement pharmaceutique qui leur soit comparable et plus admirablement adapté à ces *troubles méconnus et trop souvent négligés.*

Leur usage en boisson et irrigation permet de combattre, d'une manière efficace, la plupart des *leucorrhées* constitutionnelles ou accidentelles. Cette action sur les organes de la génération les feront utilement employer contre certaines causes de la *stérilité* et surtout contre les *désordres de la menstruation :* suppressions, retards, difficultés, douleurs, etc.

On utilisera efficacement l'action spéciale des eaux d'Ydes, « *pour faire passer le lait* » suivant l'expression populaire, chez les accouchées qui ne peuvent allaiter, ou chez les nourrices au moment d'interrompre la lactation.

On les prescrira aussi avec succès contre les effets délétères de certains métaux ou agents de la matière médicale : *intoxication plombique*, *coliques des peintres*, etc. ; contre les accidents occasionnés par l'usage prolongé de la *morphine*, de l'*opium*, de la *quinine*, l'abus du *tabac*, de l'*alcool*, etc. ; elles seront même utilisées comme dépuratives à la suite du traitement de la *syphilis*, etc.

C'est au même titre qu'on les prescrira aussi dans le traitement des *infections paludéennes*, des *fièvres intermittentes*, la *fièvre typhoïde* et autres *maladies infectieuses*.

MODE D'ADMINISTRATION

DES EAUX D'YDES

Les analyses démontrent que les deux sources minérales d'Ydes donnent des eaux ayant une composition à peu près identique, et qui ne diffèrent que par la dose des principes minéralisateurs contenus dans chacune d'elles. C'est pour cela que, dans l'étude qui précède, il n'a pas été fait de distinction spéciale de leurs effets physiologiques et de leurs indications thérapeutiques. — *Un demi-verre* de l'eau de la *source St-Martin* équivaut à *un verre* d'eau de la *source Saint-Georges*. — Dans la pratique, l'emploi de l'une ou l'autre de ces eaux, dans cette proportion, n'a donné lieu à aucune différence dans l'effet physiologique.

Cette remarque présente un certain intérêt en raison de la difficulté que l'on éprouve, quelquefois, à faire prendre à un malade la quantité d'eau nécessaire pour obtenir l'effet recherché.

En général, lorsqu'on voudra produire une action plus spécialement *tonique et reconstituante*, c'est à l'eau de *Saint-Georges* qu'on devra donner la préférence.

S'il s'agit, au contraire, d'obtenir des effets *laxatifs* ou *purgatifs* prononcés, on aura recours à l'eau de *Saint-Martin*.

On ne peut fixer ici, d'une manière exacte, les doses auxquelles les eaux d'Ydes doivent être administrées, parce que la quantité d'eau à prendre en un jour, le volume de chaque dose, et l'espace qu'il convient de mettre entre chaque verre, aussi bien que le moment le plus opportun pour les prendre doivent, nécessairement, être en rapport avec l'affection à traiter, l'état du sujet et la sensibilité de son estomac.

Comme indications générales :

L'eau de St-Georges peut être prise à la dose de 2 ou 3 verres, ou plus, par jour, par fractions de 1/2 verres (125 grammes) et même par 1/4 de verres au besoin. Ces doses seront bues à 10 ou 15 minutes d'intervalle, soit le matin à jeûn, soit dans la soirée, avant le diner.

L'eau de St-Georges peut être bue aux repas, mélangée au vin.

Prise à *doses réduites* et *espacées*, *l'eau de Saint-Martin* agit comme *l'eau de Saint-Georges*.— A la dose de 1 à 2 verres, pris à 4 ou 5 minutes d'intervalle, le matin à jeûn, on obtient un effet laxatif ou fortement purgatif, selon le degré de sensibilité intestinale du sujet.

TRAITEMENT — RÉGIME

Par suite de leur riche minéralisation, les eaux d'Ydes sont très actives. Bien qu'il n'y ait rien à craindre de l'emploi de ces eaux à hautes doses, on ne saurait, cependant, trop recommander à ceux qui veulent en faire usage, de consulter préalablement leur médecin. Aussi efficace que soit un médicament, ses effets sont toujours subordonnés à la manière dont il est administré. En prenant les conseils d'un médecin, le malade arrivera plus vite et plus sûrement au résultat désiré.

Comme régime ordinaire pendant la cure des eaux d'Ydes, on devra éloigner, autant que possible, les causes qui ont provoqué le développement de l'affection que l'on veut traiter; éviter les refroidissements, les fatigues, améliorer le régime alimentaire, choisir une nourriture substantielle non excitante, *manger selon son appétit*, user très modérément des liqueurs fortes ou des boissons froides, etc.

En aucun cas, la durée d'un traitement par les eaux minérales, quelles qu'elles soient, ne peut être fixée à l'avance d'une manière absolue, et on ne saurait trop prévenir le malade contre cette règle adoptée dans la plupart des stations minérales, de fixer à 20 jours la durée de la cure. Telle affection peut être améliorée ou guérie en moins de temps que cela, tandis que telle autre, de même nature, devra nécessiter un traitement plus prolongé qui, suspendu au besoin pendant quelques jours, sera repris avec succès ensuite. Quoiqu'il en soit, surtout lorsqu'il s'agit d'affections chroniques anciennes *le traitement* hydro-minéral *doit durer jusqu'à la guérison*, ou, tout au moins, jusqu'à l'amélioration manifeste de l'affection que l'on veut traiter. C'est au médecin qu'il appartient d'apprécier s'il faut cesser, interrompre ou continuer le traitement entrepris.

DU TRAITEMENT A DOMICILE

Lorsqu'il est possible de faire usage des eaux minérales dans les lieux où elles jaillissent, il est préférable, à tous les points de vue, de recourir à ce mode d'emploi. Seulement, *tout le monde ne peut pas aller à Corinthe !..* Les situations, les positions, l'impossibilité ou la difficulté des déplacements sont souvent des empêchements qui privent beaucoup de malades des bienfaits d'une cure aux stations hydro-minérales. D'autre part on comprend qu'il est difficile et impossible même, de suppléer à distance aux pratiques de certaines stations balnéaires et à l'action des eaux qui doivent leur efficacité à leur thermalité, et qui subissent des modifications profondes par le refroidissement ; ces eaux ne peuvent, loin des sources, offrir la même activité ; c'est ce qui faisait dire à Rotureau que « l'efficacité des eaux thermales se conservait en raison inverse de leur thermalité » *(Eaux d'Allemagne, p. 59).*

Mais, lorsqu'il s'agit d'eaux froides à leur griffon, et gazeuses comme les eaux d'Ydes, le traitement à domicile peut être aussi efficace qu'à la station.

Les eaux d'Ydes sont mises en bouteilles avec les plus grands soins et au moyen des dispositions les plus propres à assurer leur conservation ; le transport ne modifie en rien leur composition, elles conservent indéfiniment leur riche minéralisation, et leurs effets sont aussi constants, aussi remarquables chez ceux qui en font usage au loin, que chez les malades qui peuvent venir les boire aux sources.

L'EAU PURGATIVE

D'YDES SAINT-MARTIN

Les eaux minérales *sulfatées-sodiques* ou *magnésiennes* sont, certainement, les purgatifs les plus usités et les plus appréciés de nos jours. Leur action, douce et uniforme, rend les meilleurs services dans le traitement des affections chroniques, et un grand nombre de maladies aiguës en sont égalcment tributaires, dès qu'un effet laxatif prolongé est jugé nécessaire à la cure.

Mais quelles sont les eaux minérales purgatives dont on fait le plus grand usage aujourd'hui? celles qui sont le plus en vogue?

Ce sont les eaux vendues sous les noms de *Pullna*, d'*Hunyadi-Janos*, etc., qui nous viennent d'Outre-Rhin! Elles sont, cependant, plus ou moins naturelles si elles ne sont pas le plus souvent, fabriquées en France par des industriels qui, n'ayant pas plus de pudeur que de patriotisme, livrent au public des imitations grossières de ces eaux étrangères dont ils développent néanmoins la réputation.

La nécessité a pu, *faute de mieux*, imposer et maintenir en France l'usage des eaux minérales Allemandes, Hongroises ou Espagnoles ; mais, quelle que soit leur origine, on doit savoir *qu'aucune de ces eaux* n'est le *produit spontané de sources naturelles;* qu'elles sont obtenues par des moyens plus ou moins artificiels : les unes par simple dissolution de sels, les autres par leur concentration dans des puits plus ou moins suspects, etc. Aussi ces eaux ne possèdent-elles pas un atôme de gaz acide carbonique, sont-elles parfois nauséabondes, toujours lourdes et indigestes, et leurs effets sont inconstants parce que l'on ne peut jamais obtenir une solution saline uniforme.

L'eau purgative d'Ydes-Saint-Martin offre, sur toutes les eaux françaises ou étrangères, le précieux avantage d'être très gazeuse et de posséder une minéralisation naturelle *native*, constante, procédant d'une source vive et jaillissante.

L'action purgative de l'eau d'Ydes-Saint-Martin est toujours ***suffisante;*** elle est douce, prompte, se produit sans coliques, sans borborymes et n'expose pas les malades aux irritations et aux constipations consécutives aux autres purgatifs.

Cette eau minérale sera surtout prescrite lorsque, à côté de l'effet laxatif ou purgatif, on voudra obtenir une action tonique, dépurative et reconstituante, lorsqu'il s'agira de traiter les constipations atoniques consécutives aux longues maladies, aux états ataxiques, aux fièvres paludéennes, etc.; en un mot, toutes les fois qu'il y aura lieu, tout en faisant usage des purgatifs doux, de remonter les fonctions générales.

L'usage de cette eau sera aussi prescrit comme régime préparatoire du traitement de certaines affections diathésiques par les eaux thermales. Cette pratique de l'emploi des laxatifs, avant l'usage des eaux thermales, aide singulièrement à l'action de celles-ci, alors même que cette pratique ne serait pas nécessitée par l'état de constipation du sujet.

Enfin, pour la recommander dignement au corps médical et aux malades, il suffira de dire, pour terminer, que cette eau d'*Ydes-Saint-Martin*, offrant de si précieuses ressources à la thérapeutique, est une ***EAU PURGATIVE FRANÇAISE.***

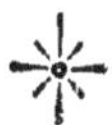

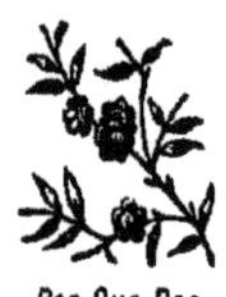

Per Que Pas

EXPLOITATION DES EAUX MINÉRALES D'YDES

Directeur-Propriétaire : A. CHASSAN, à Saignes-Ydes (Cantal)

Ancien Régisseur des Etablissements thermaux de Royat

STATION HYDRO-MINÉRALE D'YDES

SAISON DU 15 MAI AU 15 OCTOBRE

On envoie tous les renseignements utiles aux demandes affranchies

— *L'Établissement est ouvert toute l'année* —

EXPORTATION DES EAUX MINÉRALES

Les eaux minérales d'Ydes sont livrées dans des bouteilles forme bordelaise de *75 centilitres*, aux prix suivants :

Une bouteille prise à la station : **75** centimes.

la caisse de 10 bouteilles : **7** francs,
la caisse de 25 bouteilles : **16** francs,
la caisse de 50 bouteilles : **30** francs.

Franco en gare de **Saignes-Ydes.**

Adresser les demandes au Directeur-Propriétaire. *Joindre à la commande un mandat-poste pour le montant, afin d'éviter les frais de recouvrement, qui seront comptés 50 centimes.*

On peut aussi s'adresser à tous les principaux Pharmaciens et Marchands d'eaux minérales de France et de l'étranger.

SEL-YDES

APÉRITIF, DÉPURATIF, LAXATIF OU PURGATIF

Le **Sel-Ydes** est un produit naturel extrait des eaux minérales d'Ydes. — C'est le meilleur succédané de ces eaux, dont on puisse faire usage *(surtout en voyage)* contre l'***inappétence,*** les ***digestions difficiles,*** l'***embarras gastrique,*** la ***constipation*** et les ***congestions.***

Selon la dose administrée le **Sel-Ydes** constitue un *apéritif digestif, tonique-dépuratif,* ou un *laxatif-purgatif,* préférable à toutes les poudres, sels ou autres préparations de cette catégorie.

Ce sel peut être pris dans le *vin blanc,* le *vermouth,* le *bitter,* l'*eau de selz* et autres boissons gazeuses ou acides.

Le flacon de 50 grammes, *1 franc.* — Envoi franco contre mandat ou timbres-poste.

Se trouve aussi chez les Pharmaciens et les Dépositaires d'eaux minérales.

Clermont-Ferrand. — Imp. A. RICHET, place de la Treille, 3.

www.ingramcontent.com/pod-product-compliance
Ingram Content Group UK Ltd.
Pitfield, Milton Keynes, MK11 3LW, UK
UKHW020220180726
13838UKWH00005B/2106